AF224222

EXAMEN

DE

L'ANIMISME THÉOCRATIQUE

ET DE

L'HIPPOCRATISME MODERNE.

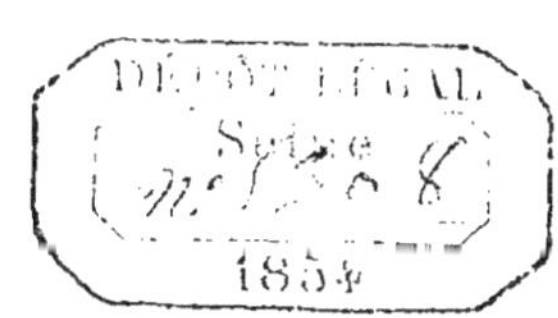

Publications de l'**Union Médicale**, des 20 et 24 Juin 1854.

EXAMEN

DE

L'ANIMISME THÉOCRATIQUE

ET DE

L'HIPPOCRATISME MODERNE.

Lettre

À **M.** *le docteur* Amédée LATOUR, *rédacteur en chef de* L'UNION MÉDICALE,

PAR M. PIDOUX,

MÉDECIN DE L'HÔPITAL LARIBOISIÈRE.

Monsieur le rédacteur,

Vous me faites l'honneur de me demander mon sentiment sur les points de doctrine qui viennent d'être débattus dans un autre journal, entre un certain spiritualisme chrétien appliqué à la médecine, d'une part, et un vitalisme prétendûment hippocratique, de l'autre. Vous avez traité le côté plaisant de cette dispute; c'était votre droit. Mais vous sentez aussi, qu'il y a bien au-dessus des personnes et de leurs argumens, de graves questions de philosophie et de médecine éveillées sans honneur par cette polémique, et qu'elle peut tristement déconsidérer.

Vous pensez sans doute qu'on n'osera plus désormais s'avouer ni vitaliste, ni spiritualiste; et vous craignez que les énormités de la médecine théocratique, que l'infirmité du faux hippocratisme, n'achèvent de perdre pour longtemps des idées recommandables en soi, au moment où les sciences médicales modernes, renouvelées dans leurs matériaux, mais vieilles encore et toutes galéniques dans leurs principes, auraient le plus besoin qu'un vitalisme régénéré par une philosophie puissante vînt les poser enfin sur leurs fondemens naturels.

Il y a du vrai dans ces appréhensions. Vous remarquerez pourtant, qu'une infamie attribuée à une personne vertueuse, ou une ineptie à un esprit supérieur, ne leur nuisent jamais longtemps dans l'opinion et ne sont accueillies un instant que par les méchans ou les sots. Ainsi en est-il des applications ou repoussantes ou naïves qu'on voudrait tirer de doctrines qui depuis l'origine des grandes civilisations, sont entourées de l'admiration et du respect universels. Elles calomnieraient trop évidemment ces doctrines pour leur nuire sérieusement. Que les sceptiques en rient et triomphent, ils y sont hélas! condamnés; mais l'opinion rend presque toujours des jugemens équitables. A une époque philosophique, le XVIIe siècle, par exemple, elle écrase sous une science forte et sévère ces systèmes plats ou dangereux. A une époque tout extérieure et uniquement occupée d'expériences, comme est la nôtre, elle n'y fait seulement pas attention. Toutefois, vous avez raison en ceci, qu'à toutes les époques, et quelle que soit l'indifférence des esprits, les grandes vérités méritent d'être défendues pour elles-mêmes. Eh bien! l'animisme en général, et plus encore l'animisme théocratique auquel on voudrait nous ramener, est une erreur capitale qui sape et la philosophie et la physiologie; une chose horrible, le matérialisme chrétien....

Que dit l'animisme? l'âme pense, veut; elle a des sensations, elle est le principe des mouvemens musculaires, elle digère, sécrète, excrète, assimile, etc... Que dit le matérialisme? L'organisme vivant végète, assimile, sécrète, digère, opère les contractions musculaires, sent, veut et pense. Quelle différence trouvez-vous entre les deux systèmes?

L'animisme théocratique dit de plus : L'âme qui est le principe unique du moral et du physique de l'homme, l'âme est une et ne peut être scindée. Or, l'âme appartient au sacerdoce dans sa partie supérieure. Si le prêtre en délègue au physiologiste et au médecin la partie inférieure ou matérielle, c'est à titre de serviteurs et de subordonnés, et seulement, parce que la division du travail est nécessitée par la multiplicité et la différence des détails. Le sacerdoce abandonne donc une partie de l'exercice, mais il retient le droit tout entier. Avec la délégation, le savant reçoit la doctrine, mais il ne la fait ni ne la discute. L'autorité ecclésiastique en est dépositaire ; elle règle l'enseignement, réforme les erreurs, foudroie les hérésies scientifiques, délivre les titres, nomme aux fonctions, révoque les fonctionnaires, etc. ; c'est pour le corps comme pour l'âme, pour le temporel comme pour le spirituel, pour la science humaine comme pour la science divine, qu'il lui a été dit : *Ite et docete omnes gentes....*

Le matérialisme appliqué à la société, où l'institution païenne dit à son tour : L'homme appartient à l'État dans sa partie extérieure et sensible. Voilà, en effet, ce que la loi peut atteindre. Mais l'homme est un, Sa pensée, ses sentimens n'appartiennent pas moins à César que ses actions extérieures, dont ils sont le principe. Donc l'éducation, la religion, l'enseignement des sciences sont imposés par la loi. L'État fait les unes et les autres. S'il abandonne l'exercice à des ministres distincts, prêtre, médecin, philosophe, savant, etc..., ceux-ci sont obligés d'enseigner publiquement les doctrines officielles. Quiconque veut penser par soi et répandre le vrai, est menacé d'avoir bientôt pour chaire la prison de Socrate ou le bûcher de Bruno. Ici encore, quelle différence trouvez-vous entre les deux systèmes ?

Voilà ce que contient logiquement l'animisme, et l'animisme appliqué dans un esprit théocratique.

Saint Thomas, dira-t-on, était donc matérialiste. Je ne juge point ici les hommes et les sentimens, mais les doctrines et les choses. Les idées n'ont pas de noms propres. Un principe donné, j'en tire rigoureusement les conséquences ; car l'expérience prouve qu'une erreur involontaire survit aux intentions de son auteur, et finit toujours par engendrer ses conséquences naturelles. D'ailleurs, nous n'avons à considérer en ce lieu saint Thomas que comme physiologiste. Or, ce grand homme vivait au XIIIe siècle, et il est difficile d'accorder à messieurs les médecins thomistes du XIXe, qu'avant les découvertes anatomiques de la Renaissance et les découvertes postérieures encore de la physiologie expérimenta'e, on pût avoir sur l'activité propre de l'organisme des notions suffisantes pour enlever à l'âme les fonctions animales et les restituer au corps. L'erreur de saint Thomas est donc excusable avant la connaissance de la sensibilité et de l'irritabilité, propriétés essentielles à l'organisme et aussi inséparables de sa substance que la pesanteur de la pierre et la chaleur du fer incandescent. Pour retourner à saint Thomas, il faudrait d'abord supprimer Haller et Bordeu. Je pense qu'il est plus facile et plus convenable de supprimer l'âme sensitive et l'âme végétative de saint Thomas. Ce vigoureux penseur revenant parmi nous les sacrifierait lui-même avec bonheur à des idées plus positives, comme plus conformes au bon sens et au spiritualisme chrétien. Une âme qui sécrète l'urine, lui paraîtrait aujourd'hui aussi révoltante qu'un cerveau qui sécrète la pensée.

On parle, je crois, d'union substantielle de l'âme et du corps... Mais dans l'animisme cette union est fort inutile. A quoi veut-on donc unir l'âme quand on a ôté au corps la sensibilité, le mouvement, les fonctions viscérales et végétatives? Que reste-t il d'un organisme dépouillé de tout cela? Ce qui reste d'une pierre qu'on a privée de pesanteur, de cohésion, de cristallisation et de toutes ses manières d'être. Le corps pour l'animiste n'est donc qu'un mot, qu'une convention ; c'est l'âme qui est tout. Esprit et corps, elle absorbe dans l'unité de sa substance les propriétés de l'un et de l'autre, et n'ayant rien à demander à une substance différente de la sienne, elle se passe de toute union.

Il n'y a pas de substance sans activité. Or, l'animisme privant le corps de toute activité le prive de toute substance, l'anéantit. Donc l'animisme ruine l'union substantielle de l'âme et du corps. Cette union n'est plus un mystère, mais un non-sens.

On objectera sans doute, que l'âme ne possède avec l'intelligence et la volonté que des facultés sensitives, motrices et nutritives, mais qu'elle n'a ni étendue, ni impénétrabilité, ni pesanteur, etc., en un mot, aucune des propriétés générales de la matière dont sont doués les corps inertes. Et voilà précisément, ajoutera-t-on, ce qui reste au corps, quand on en a ôté, pour les donner à l'âme, les facultés animales et organiques.

Je voudrais bien voir des facultés animales et végétatives sans les propriétés générales de la matière ou des corps... Si cela était, il faudrait revenir à une matière passive, dépourvue de toutes qualités. Ce serait l'étendue de Descartes, qui n'est susceptible que d'être diversement mue, divisée et figurée, conception purement abstraite, objet des mathématiques, mais que le physicien n'a jamais trouvée seule dans les corps. Ou bien, on reconnaîtrait que les propriétés générales de ceux-ci ne sont pas *leurs propriétés* suivant le sens énergique du mot et qu'elles appartiennent aussi à des âmes : âmes lumineuses, sonores, élastiques ; âmes attractives, répulsives, amour et haine d'Empédocle, etc..., principes immatériels, bien entendu, car en les matérialisant on les détruirait. Ces âmes rudes et indigestes, seraient subalternisées, dans les végétaux, par des âmes végétatives ; puis celles-ci, dans les animaux, par des âmes sensitives, etc...; et alors, il ne faudrait pas oublier d'évoquer avec tous ces esprits, la magie, la sorcellerie, les incantations et les conjurations qui seraient les seules méthodes, les seuls réactifs en rapport avec cette physique et cette chimie animiques.

Contrarié par ces conséquences ridicules, voudrait-on, par une inconséquence plus pitoyable encore, accorder aux corps inorganiques leurs *propriétés*, et ne faire commencer l'animisme qu'aux végétaux ? Alors, on proclame que les corps organisés sont des minéraux animés, des pierres végétantes et sentantes, et que les phénomènes qui se passent dans les animaux, que les fonctions de notre corps, par exemple, sont des phénomènes physiques et chimiques dirigés par une âme sensitive et végétative distincte et indépendante. Nous entrons ainsi en plein chimisme, en plein mécanicisme, donnant la main, d'un côté, à l'école de Paris, de l'autre au principe vital de M. Lordat et à son agrégat matériel. Retire-t-on, au contraire, l'âme de cette poussière et persiste-t-on à lui confier les fonctions animales et végétatives : adieu l'union substantielle, car ce mot veut dire union qui se fait, non extérieurement, non accidentellement, mais dans la substance, dans ce qui fait le fond de l'être et demeure fixe sous toutes ses modifications. L'union n'étant plus substantielle, mais extérieure et mécanique, l'*anatomie animée* de Haller reparaît, et avec elle l'animisme médico-physique dont M. Piorry a eu la force de proclamer les principes comme une conséquence rigoureuse de l'école dont il est le représentant le plus courageux.

Quand on ampute un membre, il répugne de croire qu'on ampute et qu'on démembre l'âme. Ceux qui la font végéter, se condamnent pourtant à dévorer l'extravagance d'une âme dont l'indivisibilité est l'essence, et qui peut laisser d'énormes parties d'elle-même sur les champs de batailles ou dans nos amphithéâtres. L'âme tout entière doit se trouver dans chacun de ces morceaux.... Quel est le chirurgien animiste qui oserait tenir un bistouri ?... Leibnitz a fait à Stahl, sous une autre forme, cette objection que le sens commun suggère ; et Stahl ne pouvant mieux faire, l'a bravement acceptée pour le compte de l'animisme. L'absurde n'effraie pas ce système.

La théocratie médicale entend aussi faussement l'influence du christianisme sur la naissance et le progrès des sciences modernes, que l'influence de l'âme sur le corps. Elle abaisse le christianisme et le matérialise en lui donnant une action directe et immédiate sur les choses du temps, comme elle abaisse l'âme et la matérialise en l'identifiant avec les propriétés de la matière organisée. Ici, son erreur est de croire que la force extraordinaire de la civilisation moderne, et pour ne nous attacher qu'au côté de cette civilisation qui est en cause, que la rénovation des sciences à la fin du moyen âge, considérée justement par tous les esprits sérieux de notre siècle comme un fruit du christianisme, en émane directement et par une vertu sacramentelle ou sacerdotale. Telle est, en effet, la théocratie scientifique qu'on prétend restaurer pour faire pendant à la théocratie politique et à l'intolérance religieuse prêchées aujourd'hui par de pieux énergumènes.

Oui, le christianisme est le principe de notre civilisation et de la rénovation des sciences qui en forme une des plus brillantes parties; mais ce n'est point directement qu'il a produit cet effet. C'est en arrachant l'homme à l'empire des sens, en mettant pendant des siècles son esprit seul en face de l'infini et lui rendant ainsi une partie de son énergie primitive; c'est en donnant à ses idées générales et à sa raison qui n'en est que l'ensemble, toute la force et toute la plénitude qu'elles ne peuvent trouver que dans leur union avec la raison souveraine de toutes choses, qu'il a opéré ces merveilles. Plus libre et plus fort, l'homme a jeté sur lui d'abord, puis sur la nature un regard plus hardi et plus pénétrant. Mais alors, c'est très naturellement qu'il l'a fait et que les sciences modernes en sont sorties. Seulement, on peut démontrer, — ce qu'il n'entre point dans mon objet d'essayer ici, — que sans le christianisme il n'y fût pas parvenu, et qu'abandonné à ses propres forces, loin d'y être conduit par le principe des civilisations antiques, il n'eût fait que tourner sans fin dans un cercle et dépérir.

Mais cette manière de comprendre l'action du christianisme dans l'enfantement magnifique des sciences modernes, ne ferait pas le compte de la théocratie. Il ne lui convient pas que les sciences soient le produit naturel de l'esprit humain régénéré par le christianisme. Il faut qu'elles en découlent sacerdotalement, de manière à échapper au savant dans l'appréciation de leurs principes, de leurs rapports et de leurs conséquences, aussi bien que dans leur création. C'est ainsi, en effet, que les sciences étaient faites et enseignées au moyen-âge, tant regretté par les théocrates. On prenait un texte de l'Ecriture, et on en déduisait logiquement et les yeux fermés, la science de la nature comme pour une question de théologie. Alors, cette science absorbait tout. L'étude de la nature était en interdit. Aristote en tenait lieu, et avec Aristote, la théologie se passait d'observation et formulait les sciences physiques. Si cela fait à Aristote un honneur immense comme observateur et naturaliste, cela le condamne à jamais comme philosophe. Cette méthode purement scolastique, ou cette science de mots, offrit quelques compensations à une époque où la nature était scellée pour l'homme comme d'un sceau mystérieux. Mais la vouloir perpétuer après la Renaissance, quand l'explosion de découvertes qui signala cette ère féconde, vient précisément de ce que l'homme plein du sentiment de sa force restaurée, et laissant la théologie dans son domaine, rejeta la scolastique pour penser par lui-même et s'emparer en maître de la nature, c'est une aberration qui n'a plus d'excuses, et mérite toute la réprobation du spiritualisme, et j'ajoute du spiritualisme chrétien.

Parler d'orthodoxie scientifique, médicale, n'est-ce pas induire à supposer que les principes des sciences ont été révélés comme les dogmes de la religion ? N'est-ce pas les assimiler à ceux-ci, et comparer indignement leur faiblesse à sa grandeur, leurs incertitudes à son indéfectibilité, leurs progrès laborieux, leur folie souvent, à sa sagesse sublime, à sa vérité si pleine au jour de sa révélation, qu'elle ne connut pas le progrès, étant parfaite du premier coup ? Les sciences ont-elles ce caractère ? Sont-elles parfaites et immuables à leur naissance ? Alors, qu'on ose les déclarer révélées, qu'on les formule en articles de foi, et que la sanction de leur vérité ou de leur fausseté soit attendue non plus dans le temps, mais dans l'éternité. Et voilà, sans doute, ce qu'on appelle *baptiser Hippocrate !* Sous prétexte de lui enlever sa tache originelle, c'est lui enlever son originalité ; c'est étouffer les germes impérissables que renferme sa doctrine ; c'est l'*encapuciner*.

Veut-on que ce soit reprendre les grandes vérités qu'il a proclamées ou pressenties, et développer toute leur force en mettant à leur service les conquêtes de la science moderne ? Alors, qu'on prenne la peine d'étudier le caractère et les causes de la *Renaissance*. Qui doute qu'elle ne soit fille du christianisme ? Eh bien ! puisqu'on a osé prononcer ici ce mot, qu'est-ce qu'être baptisé, pour une science, sinon *renaître* par le christianisme ? Qu'on sache donc reconnaître dans la *Renaissance*, le vrai baptême des sciences. C'est par Paracelse, c'est par Descartes surtout qu'elles l'ont reçu, puisque ce sont ceux qui à des titres divers les ont régénérées. Mais de quelle manière ? En les purifiant de la crasse scolastique du moyen-âge (*Stercus scholasticum barbariei*, Leibnitz), avec laquelle on voudrait laver le père de la médecine.

La domination d'Aristote et de Galien s'est étendue sur toute la science monacale. Par eux, cette science resta païenne jusqu'au mouvement de la Renaissance, qui aboutit à Descartes. Faut-il rappeler aux théocrates que la Renaissance de la philosophie s'est faite au nom de Platon, et celle des sciences médicales, au nom d'Hippocrate, ce Platon de la médecine ? Mais, qu'est-ce que Platon et Hippocrate ? Les vivantes oppositions de la scolastique. Et la Renaissance ? Une réprobation immense d'Aristote et de Galien, les deux colonnes de cette scolastique si chère, et pour cause, à tous les théocrates.

Osons le dire : la philosophie platonicienne et la médecine hippocratique ont moins besoin d'être baptisées, que la philosophie et la médecine théocratiques du moyen-âge, dans lesquelles on voudrait nous replonger; et ce n'est pas injustement que Platon et Hippocrate ont reçu le surnom de *divins* que leur décerna l'antiquité. Les théocrates ignorent-ils que le platonisme fut la philosophie de saint Augustin, de saint Bernard, de saint Anselme, de Descartes, de Leibnitz et de Bossuet; et qu'un des leurs, M. de Maistre, a appelé les œuvres de Platon, la préface humaine de l'Évangile ? On serait certainement plus utile à saint Thomas en le *platonisant* et même en lui communiquant quelque chose d'hippocratique, qu'en *théocratisant* Hippocrate et Platon.

Le plus triste à penser en tout cela, c'est que cette horreur de tout progrès et de toute lumière, cette étouffante théocratie, ne sert presque toujours, le croirait-on ? qu'à masquer un affreux dénûment de principes, un scepticisme désolant !.... On méprise la science, on méprise l'humanité, parce qu'on a vu leurs misères et leurs erreurs, et qu'on a été impuissant à s'élever au-dessus des unes et des autres, pour en étudier patiemment les causes et les remèdes. Alors, on cherche dans la théologie scolastique une science nominale et toute faite, des formes et des textes bien absolus qu'on présente aux âmes croyantes —

ou crédules — comme des dogmes sacro-saints. Voilà le moyen de se délivrer des difficultés de la science. Quant aux difficultés de l'art et de la pratique, on s'en tire avec moins encore...

Stahl était animiste, mais un animiste libérateur, esprit tout cartésien et tout moderne. Il pratiquait l'expectation, mais une expectation philosophique, loyale, pure, où l'art et la science avaient beaucoup à gagner. C'était le doute méthodique du maître appliqué à la médecine, et un hommage rendu au spiritualisme renaissant. Ce système avait donc une incontestable grandeur. Et puis, il annonçait le règne de l'activité propre de l'organisme et de l'irritabilité hallérienne, qui en fut la première démonstration, puisqu'il donnait au corps les mouvemens toniques comme propriété, et à l'âme raisonnable leur direction seulement. Ailleurs, je montrerai qu'il peut être regardé, avec l'Institution médicale de Moïse, comme la figure de la médecine où doivent tendre les sociétés affranchies par le christianisme.

Mais quelle peut être la pratique médicale de l'animisme théocratique ? Logiquement, c'est la superstition, l'amulette, le miracle de commande. Tel est pour lui le seul moyen d'échapper à l'empirisme vulgaire. Le médecin arabe, autre théocrate, donne à ses malades des tisanes où il fait macérer les grains de son chapelet ou des versets du Coran écrits sur des morceaux de porcelaine. A défaut de miracles, l'animisme théocratique pourrait jeter dans le protoxyde d'hydrogène tels autres grains mystérieux qu'on voudra. L'occulte sera toujours son domaine.

La théocratie médicale a rencontré dans le prétendu vitalisme hippocratique un adversaire singulier et inattendu. Il semble que ces deux systèmes n'osent pas s'aborder et combattre. Ils sont mutuellement gênés. C'est sans doute parce que le vitalisme n'est pas plus dans l'un que le spiritualisme dans l'autre. L'animisme théocratique méprise la philosophie ; l'*hippocratisme moderne* l'ignore. Tout ce qui est nature et vie, tout ce qui est raison, voilà le *delenda Carthago* du premier. Quant au second, tout ce qui est physiologie, organogénésie, histologie, anatomie vivante saine ou morbide, tout ce qui peut faire passer le vitalisme d'une stérile ontologie et du vide des mots dans la connaissance de l'activité de la matière et des propriétés vitales essentielles aux corps organisés, tout cela fait son malheur et l'irrite. Si l'un est sceptique, l'autre est sensualiste, car il ne veut rien affirmer au-delà du témoignage des sens, si ce n'est l'abstraction nature, force vitale, et autres formules paresseuses qui exemptent de voir et de penser, et avec lesquelles la philosophie première, science des réalités immatérielles, se perd dans les méthodes et la logique, science de mots. Aussi, l'hippocratisme moderne s'appuie-t-il sur Frédéric Bérard, talent distingué, mais exclusivement littéraire, ni métaphysicien, ni médecin, qui à toutes ses pages, baffoue le spiritualisme, insulte Platon et Descartes ses fondateurs, pour exalter le sensualisme et préconiser avec passion Bacon, Locke et Condillac.

Je félicite toutefois l'hippocratisme moderne d'éprouver une répugnance instinctive pour la théocratie et l'orthodoxie médicales. C'est chez lui une affaire de bon sens, ni plus, ni moins. Il ne sait pas bien pourquoi ce système est absurde, mais il le sent. Impossible à lui de mettre sa science d'accord avec son instinct. C'est ce qui lui arrache cette confession d'impuissance et de nihilisme : « L'animisme de saint Thomas se concilie parfaitement avec l'hippocratisme moderne, et pour l'inscrire en tête de ce système, je n'aurais rien à changer à mes formules de vitalisme. » Ne disais-je pas tout à l'heure que ce pauvre hippocratisme était hors des choses et ne vivait que de mots ? On lui présente un principe purement rationnel, renfermant toute une philosophie et toute une physiologie, et il le repousse, non parce qu'il est faux, mais parce que, dit-il, il ne veut pas introduire dans la philosophie médicale une proposition théologique. Et pourquoi cette proposition : *Una tantùm est anima intellectiva quæ vegetativæ et sensitivæ et intellectivæ officiis fungitur*, est-elle théologique *et suprà-médicale ?* Parce qu'elle est extraite d'un ouvrage de théologie. On n'en voit pas d'autre raison. C'est comme si on disait, qu'une proposition théologique qui aurait été introduite par un médecin, pour telle raison que vous voudrez, dans un traité de médecine, serait une proposition médicale *et extrà-théologique.*

Que la force vitale appartienne à l'âme ou au corps, cela importe peu à l'hippocratisme moderne, et ne change rien aux faits. La médecine doit professer un scepticisme absolu sur tout ce qui dépasse la portée des sens. C'est le sentiment *de Bérard de Montpellier, dont le catholicisme n'est pas douteux* (ce dont le ciel me garde de douter). Dieu et l'âme ne sont, dans sa philosophie, que des produits de l'induction logique, des abstractions sans autre substance que les mots qui les expriment. Ainsi de la force vitale, de la fièvre, de la diathèse, de la maladie, du symptôme, de la nature médicatrice, de la crise, etc.... Nous voilà donc ramenés en bonne scolastique ; et l'hippocratisme qui n'y regarde pas de si près, depuis qu'il est devenu moderne en tombant de Platon en Bacon, pourra, sans déranger ses formules de vitalisme, livrer à l'âme humaine la vie du corps, pourvu qu'on lui accorde que cette âme immortelle, CRÉÉE A L'IMAGE ET RESSEMBLANCE DE DIEU, ne diffère en rien de la chaleur innée d'Hippocrate, qui opère les coctions, expulse les matières peccantes, rougit dans la fièvre inflammatoire, jaunit dans la bilieuse, pourrit dans la putride, ne sait plus ce qu'elle fait dans la nerveuse, et veut bien s'incarner dans toute la pyrétologie du *Journal des progrès de la médecine hippocratique,* excepté, comme on sait, dans la fièvre typhoïde.

On m'a souvent assuré que l'hippocratisme moderne avait été fait sans Hippocrate, ou si vous voulez, que le moderne Hippocrate n'avait jamais lu Hippocrate l'ancien. Comme je suis tout entier aux choses, nullement aux personnes, et que d'ailleurs, le vraisemblable peut quelquefois n'être pas vrai, j'ai toujours refusé de croire à ces propos. Ce ne sont pas là des raisons. Que si on en exigeait d'autres, je me permettrais de me citer moi-même, en rappelant ici ce que je disais de *l'hippocratisme moderne* dans le mémoire que j'ai adressé l'an dernier à la Faculté de médecine à l'occasion de la chaire vacante de M. Trousseau (*Les vrais principes de la matière médicale et de la thérapeutique,* etc., pages 101 et 102):

« Je sais qu'il y a un autre vitalisme qui s'intitule hippocratique. Le public est persuadé que ce faux vitalisme est le seul qu'on puisse tirer des œuvres d'Hippocrate. C'est un préjugé très fâcheux. Si cela était vrai, Hippocrate ne serait pas le père de la médecine.

» Les principes de ce vitalisme gothique sont bien simples. Cela consiste à nier les organes en haine de l'organicisme ; à prendre en tout le contre-pied de Broussais. On passe à côté du réformateur sans le voir ; mais on extermine les sangsues. On remplace un mythe pathologique par un autre, les mouvemens de l'irritation par ceux des humeurs. Ce n'est pas l'inflammation qui produit la fièvre ; c'est la fièvre qui produit l'inflammation. Mais leur fort, c'est les diathèses. Ils ne vous donneraient pas une diathèse pour toutes les dispositions morbides du monde. Des crises en règle leur sont indispensables pour établir la puissance de la nature, et ils en voient partout ; la maladie, dans sa cause, n'étant à leurs yeux que comme un corps étranger qui s'introduit par accident dans l'organisme. Voilà, en substance, à peu près tout. C'est la chirurgie de Cos bien plus que sa médecine. Les constitutions médicales sont pour eux une question d'almanach ; et s'ils admirent Hippocrate, c'est à peu près comme les bedeaux admirent saint Paul.

» Il y a dans le père de la médecine une vérité lumineuse dont l'idée est tellement naturelle, qu'elle forme le sens commun médical. C'est le grand principe de la nature médicatrice. On pouvait croire qu'une notion aussi simple ne serait jamais dénaturée. Il n'en a pas été ainsi. Hippocrate la posait comme base éternelle de la médecine ou thérapeutique. Nos hippocratistes en ont voulu faire la base de la pathologie ! Ils y ont pris leur définition de la maladie ; et celle-ci est devenue un *effort salutaire* de la nature pour repousser une cause de désordre. De là le naturisme, né de l'abus du principe de la force vitale médicatrice. Hippocrate avait eu pourtant son but en nommant ainsi cette force. Il n'a jamais dit force morbifique. Eh bien ! on le lui a fait dire ; et dès lors, il y a eu un système destructeur de la doctrine d'Hippocrate, connu, par antiphrase sans doute, sous le nom d'hippocratisme.

» Ne vivant que de la faiblesse de l'anatomisme et du physiologisme qu'il attaquait, l'hippocratisme est tombé avec eux. Le bon sens les a rejetés tous trois. Pourtant, ils survivent dans l'école de Paris, où l'éclectisme les conserve sans enthousiasme, parce qu'une théorie plus forte ne les en a pas encore chassés. Je tenais, avant de finir, à me séparer de cette opposition sans force et sans originalité. »

Les bornes d'une lettre m'obligent, Monsieur le rédacteur, à réprimer toute tentation de sortir de la mission critique que vous avez bien voulu me confier. Cette tâche pénible, je l'ai accomplie pour deux raisons : d'abord, dans le but de repousser des erreurs qui déshonorent et le spiritualisme, et le vitalisme, et la doctrine d'Hippocrate ; en second lieu, parce que spiritualiste, vitaliste et admirateur moi-même de la doctrine du père de la médecine, je tenais beaucoup à dégager mes principes des idées déplorables qui viennent d'être émises et débattues sous le couvert des plus graves dénominations. C'est un droit que j'ai acquis par un labeur de quinze ans pour sortir moi-même des erremens trop faciles de l'animisme et de la médecine théologique, où m'avait entraîné un instant le zèle plus ardent qu'éclairé du néophyte qui ne discerne rien d'abord, et qui a besoin d'exagérer partout ses croyances. Chacun a son moyen-âge. Mais il faut en sortir....

Et pourtant, j'éprouve en finissant, le besoin d'oublier les utopies rétrogrades de l'obscurantisme médical, en signalant dans quelques lignes les points fondamentaux de la réforme qui seule peut donner à notre science une vie propre, et lui permettre de s'assimiler les conquêtes de la physiologie et de la pathologie modernes.

Après la philosophie ou la connaissance de soi-même et de Dieu, il n'y a rien au-dessus de la physiologie. Après la morale et la politique, il n'y a rien au-dessus de la médecine ; et ces hauteurs mesurent à peine l'incomparable difficulté de nos deux sciences. Mais la faiblesse de l'esprit humain les a abaissées. Aujourd'hui, comme au temps de Thalès et d'Anaxagore, l'animisme et le pneumatisme tiennent encore la physiologie dans l'enfance. Les plus fiers observateurs les subissent en fait ; et les médecins philosophes n'ont encore rien trouvé de mieux en principe.

Quant à la médecine, outre les déviations où l'entraînent toujours les erreurs de la physiologie, elle a ses erreurs propres que je ramène à deux : le physiologisme qui ne voit dans les maladies que des altérations accidentelles dont les causes sont tout extérieures ; et le nosologisme, qui brisant, au contraire, tout lien entre la physiologie et la pathologie, pose un quatrième règne de la nature qu'il peuple de nos maladies.

La médecine roule depuis son origine de l'un dans l'autre de ces systèmes, sans parvenir à prendre pied sur un terrain intermédiaire et supérieur.

Descartes a bien pu bannir l'animisme de astronomie et de la physique mathématique : œuvre facile comparée à celle de purger de cette erreur la science de la vie dans les êtres organisés ! Sans doute, des réformateurs puissans, des physiologistes novateurs ont comprimé un instant le long des siècles les excès du nosologisme. Chaque époque a eu aussi des praticiens illustres pour protester contre les usurpations cliniques de la physiologie. Mais on peut le dire hardiment : jamais cette double erreur n'a été attaquée au fond et détruite dans son principe. Les deux systèmes se sont alternativement vaincus ; de sorte que chacun d'eux vivant bien plus de l'erreur qu'il ne contenait pas, que de la vérité qu'il croyait posséder, il est arrivé que la vigueur d'esprit de leurs auteurs, quelques faits nouveaux habilement exploités, ou d'autres circonstances propices ont toujours été pour eux, les seules causes d'influence et de durée.

L'animisme supprime les difficultés de la physiologie ; le physiologisme et le nosologisme celles de la médecine plus redoutables encore. Qu'opposer enfin à ces deux éternels fléaux ? A l'animisme, l'activité de la matière. Quand il sera prouvé, que l'élément vie et l'élément quantité ne peuvent pas se produire l'un sans l'autre, et qu'ils sont fondus dans l'unité de toute substance, on n'aura plus besoin d'emprunter des âmes spirituelles ou matérielles, des *pneuma*, des principes de vie privés de toute quantité ou de toute matière, pour animer une quantité ou une matière privée par elle-même de toute vie et de toute activité. Toutes les écoles, sans exception, en sont encore là.... J'ai démontré bien souvent que cette erreur, animisme ou pneumatisme, engendrait forcément la médecine physique ou chimique dans les écoles où l'on expérimente plus qu'on ne pense; et un vitalisme ontologique dans les écoles où l'on raisonne plus qu'on n'observe, où l'on s'occupe plus des causes que des effets.

Mais, dira-t-on, l'activité de la matière est admise, professée par tous les savans de notre époque : physiciens et physiologistes la proclament à l'envi.

Je sais qu'ils ont cette prétention, et je leur en tiens compte. Elle prouve au moins, qu'ils rejettent d'instinct l'animisme et tous les pneumatismes possibles comme des idées qui ont fait leur temps. C'est déjà beaucoup. Mais je sais aussi, que sur ce point leur sentiment est purement négatif, et que chez eux, tout, au contraire, et dans la théorie et dans l'application, est, à leur insu sans doute, en perpétuelle opposition avec le principe de l'activité de la matière. Ils ne se doutent pas où les conduirait ce principe d'avenir passant fortement dans les esprits et dans les travaux !...

J'ai toujours admiré par quelle contradiction — moins étonnante qu'il ne paraît, — les matérialistes n'avaient jamais pu faire à la matière l'honneur d'un peu de vie et d'activité ! Ils sont tous mécanicistes. Il faudra que les spiritualistes leur apprennent les merveilleuses propriétés de la matière vivante. Je l'essaierai dans la seconde partie du travail que j'ai ébauché il y a un an, sous le titre rappelé plus haut. J'y examinais le principe de la première école ou école d'Hippocrate, et les applications de ce principe à la matière médicale et à la thérapeutique. Dans la seconde partie, je ferai connaître le principe des deux écoles suivantes : — l'école pneumatiste et l'école atomiste — dont on ne peut séparer l'étude, malgré la diamétrale opposition de leurs idées, ou plutôt, à cause de cette opposition même. Là, dans une appréciation toute clinique et toute vivante , je montrerai sous un jour entièrement nouveau les conséquences médicales de cette erreur aux deux têtes qui renaissent toujours.

C'est aussi par cette méthode que je sonderai les fausses profondeurs de la quatrième école médicale, de ce galénisme, fléau de la médecine, à lui seul plus dangereux et plus infiltré dans les dernières fibres de la science, que toutes les erreurs qui la paralysent ou l'égarent. L'occasion s'offrira alors naturellement, d'attaquer le physiologisme et le nosologisme. Je n'ai plus qu'à énoncer ici d'une manière aussi concise que générale, le principe qui peut anéantir ces deux systèmes.

La maladie n'est ni un être ni un accident. C'est un être accidentel, une vie parasitique formée en nous d'élémens morbides natifs que recèlent tous les organismes, même les plus sains. De ces deux êtres, ou plutôt, de ces deux aspects du même être dont notre vie est composée, l'un est naturel ou primitif, l'autre accidentel et secondaire. Celui-ci suppose le premier qui ainsi lui préexiste , comme le désordre suppose l'ordre et ne peut naître qu'après lui.

Les élémens des maladies, propriétés morbides innées, sont donc en nous constans, indestructibles, communs à tous, présens sous la santé, susceptibles d'y sommeiller toujours : ce qui ruine le physiologisme. Mais les maladies proprement dites, les maladies formées, n'y ont pas leur existence essentielle, fixe, indestructible, commune à tous et pour toujours : ce qui ruine le nosologisme.

Qu'est-ce que cet état intermédiaire ? Comment se sont formées dans notre espèce à travers les âges, comment se forment, se modifient et dégénèrent aussi chaque jour dans les individus, les maladies aiguës ou populaires et les maladies chroniques ou individuelles ? Comment s'unissent et s'influencent mutuellement ces deux ordres de maladies ? Quelles sont les conditions physiques, sociales, personnelles de leur affaiblissement progressif et de la rédemption nosologique de l'homme ? C'est à une hygiène et à une pathologie comparées de l'espèce humaine à nous l'apprendre.

Ce point de vue une fois donné, l'étude de la phase nosologique actuelle prend tout de suite un intérêt sans égal. La clinique échappe à l'histoire naturelle, et existe par elle-même... Le pronostic, connaissance de la maladie vivante, transforme et élève à un ordre supérieur cette notion abstraite de la maladie morte et nominale, que nous appelons diagnostic.

Mais c'est de la clinique affranchie d'une philosophie sensualiste que doivent surgir cette réforme et ce progrès. Notre époque n'a pas l'oreille aux travaux de la pensée. Partout on observe, partout on expérimente, partout on raconte, nulle part on ne pense. Il y a cent mille curieux pour un penseur. Aussi, les faits restent; mais les conclusions, les théories passent comme des ombres. Cette absence de la pensée dans les sciences est le fait dominant du siècle. Il n'est donné à personne, je le crois du moins, de faire rebrousser ce courant. Un grand ébranlement social seul le pourra. En l'attendant, permettez-moi de retourner à la clinique, et d'y chercher avec une foi patiente, la démonstration positive des idées que nos esprits distraits sont peu disposés à étudier aujourd'hui sous leur aspect général.

Salut et confraternité.

PIDOUX,

Médecin de l'hôpital Lariboisière.

Paris, 25 Mai 1854.

Paris. —Typographie FÉLIX MALTESTE et Cie , rue des Deux-Portes-St-Sauveur, 22.